DE

L'HYDROTHÉRAPIE.

TYPOGRAPHIE ET LITHOGRAPHIE DE C. VIROUX, A AVESNES.

DE

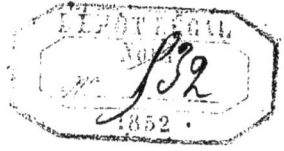

L'HYDROTHÉRAPIE,

MÉTHODE RATIONNELLE

DE TRAITEMENT

PAR

LA SUEUR, L'EAU FROIDE, LE RÉGIME ET L'EXERCICE,

PAR

LE Dr TRIFET,

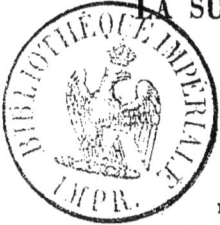

LAURÉAT DE LA FACULTÉ DE MÉDECINE DE PARIS,
EX-CHIRURGIEN INTERNE DES HOPITAUX ET HOSPICES CIVILS DE LA MÊME VILLE,
PROFESSEUR PARTICULIER D'ANATOMIE ET DE PATHOLOGIE CHIRURGICALE,
MEMBRE DE L'ÉCOLE PRATIQUE DE PARIS, DU CONSEIL D'HYGIÈNE
ET DE SALUBRITÉ PUBLIQUE DE L'ARRONDISSEMENT D'AVESNES,
ET DE PLUSIEURS AUTRES SOCIÉTÉS SAVANTES.

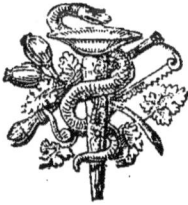

AVESNES,

C. VIROUX, IMPRIMEUR-ÉDITEUR.

1852.

AVANT-PROPOS.

Cette brochure n'est qu'un extrait d'un mémoire que j'ai publié dans la Revue Médicale,
en 1844, alors que j'étais interne à l'hôpital de
la Charité. Depuis, l'hydrothérapie a fait son
chemin et a même dépassé les espérances que nous
avions conçues. Nous sommes heureux d'avoir
attiré l'attention des praticiens sur cette nouvelle
doctrine et d'avoir un des premiers combattu
pour elle. Aujourd'hui, ceux qui ont mis le plus
de défiance à accepter le traitement de Priessnitz
sont les premiers à le recommander et justifient
pleinement les paroles que nous écrivions en
1844 :

    « La méthode de Priessnitz est par conséquent
» une découverte réelle ; il est vrai qu'elle n'est
» point fille du génie médical, qu'aucune aca-
» démie ne lui a servi de marraine, et que force
» lui a été de subir les préventions qui s'atta-
» chent à toute naissance illégitime ; mais au-

» jourd'hui elle a expié son vice originel, et ses
» incontestables succès commandent son adoption
» dans le monde savant. »

Malgré les guérisons nombreuses et incontestables que l'on obtient chaque jour aux portes de
Paris par ce traitement, c'est à peine s'il est
connu dans nos contrées. Je crois être utile à
beaucoup de personnes en leur indiquant un traitement dont ils n'ont peut-être pas encore entendu
parler et qui pourtant a déjà rendu tant de
services.

Je ne changerai rien au texte de l'article que
j'ai publié dans la Revue Médicale; bien que
concis, il peut donner une idée très-exacte de
la méthode nouvelle. J'ajouterai seulement que
Priessnitz vient de mourir, laissant à ses héritiers
une fortune immense, et que le nombre d'établissements hydrothérapiques augmente tous les
jours.

DE

L'HYDROTHÉRAPIE,

MÉTHODE ·RATIONNELLE

DE TRAITEMENT

PAR LA SUEUR, L'EAU FROIDE, LE RÉGIME ET L'EXERCICE.

> Si la santé est le plus précieux de tous les biens, et qu'il n'y ait pas de bonheur sans elle, conserver la vie et la santé doit donc être la plus belle de toutes les sciences et la plus recommandable pour tous les hommes.
>
> (HOFFMANN.)

L'hydrothérapie ne consiste pas seulement, comme son nom semblerait l'indiquer, dans le traitement par l'eau froide; la sueur, excitée par la voie sèche ou par la voie humide, y joue un rôle important, capital même; et c'est pourquoi le mot hydro-sudo-pathie, sauf le barbarisme, donnerait une idée plus exacte de la méthode. Si on examine de plus près, on ne tarde pas à se convaincre que Priessnitz, inventeur de cette méthode, invoque à la fois, dans sa thérapeutique,

1.

l'eau, l'air, l'exercice et le régime, c'est-à-dire les modificateurs les plus puissants de l'économie.

Nous ne rechercherons point dans le passé les précédents de l'hydrothérapie ; il est évident que l'eau froide a été employée, dès la plus haute antiquité, tant à l'intérieur qu'à l'extérieur, dans la plupart des affections morbides qui sévissent sur l'espèce humaine. Hippocrate, Avicenne, Ambroise Paré, Rondelet, Chirac, François Martel, Zinmermann, Tissot, Percy, etc., etc., en ont obtenu les effets les plus salutaires dans leur pratique, et en ont préconisé l'emploi dans leurs écrits.

« L'eau, par sa froideur, dit François Martel, empêche l'inflammation, et tempère l'ardeur des humeurs. »

Avicenne recommande l'eau froide dans les entorses, les maladies articulaires, les vieux ulcères, l'esquinancie, etc.

L'article sur l'emploi de l'eau en chirurgie, inséré dans le Dictionnaire des sciences médicales par l'illustre Percy, est rempli des faits les plus concluants sur les effets curatifs de l'application de l'eau dans certains cas chirurgicaux très-graves.

» Le premier remède, a dit Percy, que l'instinct et la nature offrirent à l'homme blessé, fut l'eau...

» Patrocle, au siége de Troie, après avoir tiré le dard dont avait été blessé son ami Euripide, lave simplement la plaie avec de l'eau.

» Le prophète Élisée prescrit à Naaman, général de l'armée de Syrie, l'eau du Jourdain, comme le meilleur remède à ses maux.

» Hippocrate recommande fréquemment l'emploi de l'eau froide. On croit souvent le voir, dit Percy, une éponge à la main, arrosant les membres fracturés, douchant les articulations qui ont perdu leur mobilité, calmant les démangeaisons, essayant, à force d'affusions aqueuses, de résoudre les tumeurs glanduleuses, nettoyant et rafraîchissant les plaies et les ulcères, et déposant ensuite cette éponge sur les parties souffrantes, pour l'y imbiber souvent et en faire le foyer d'une humidité bienfaisante. L'eau froide, dit encore Hippocrate, versée abondamment sur le corps, dans certaines fièvres très-graves, dissipe les accidents, soulage les douleurs, ramène le calme et le sommeil. »

Parmi les faits nombreux cités par Percy, les suivants sont très-remarquables :

« En 1733, Sancassani de Venise publia un mémoire très-intéressant sur les vertus traumatiques de l'eau, où se trouve une série d'observations les plus authentiques et les plus concluantes sur ses propriétés vulnéraires. Il démontre qu'il était peu de blessures qu'avec des compresses imbibées d'eau on ne vînt à bout de guérir *plus promptement et plus heureusement* que de tout autre manière.

» Danter publia en 1780, à Gœttingen, une dissertation sur l'emploi de l'eau simple en médecine, remarquable par les bons préceptes qu'elle renferme et l'érudition que l'auteur y a déployée.

» Trop souvent, dit Percy, un dédain orgueilleux pour les choses vulgaires a fait préférer les pompeuses préparations pharmaceutiques, auprès desquelles la trop modeste prescription de l'eau ne pouvait trouver grâce.

» Un événement assez remarquable rendit fortuitement à l'eau le rang qu'elle avait jadis tenu parmi les remèdes consacrés à la chirurgie. Le 4 juin 1785, à Strasbourg, plusieurs canonniers du régiment de Metz, dont M. Lombard était le chirurgien-major, furent blessés en diverses parties du corps par l'éclat de pièces d'artillerie que l'on soumettait à l'épreuve. Au nombre de ces canonniers était Pichegru. Six d'entre eux avaient eu les mains dilacérées par l'écouvillon ou par le bourroir. « Nous avions été incertains, dit M. Percy, qui avait été offrir ses services à son confrère Lombard, si nous ne désarticulerions pas ces mains. » Cinq autres avaient été frappés aux bras par les éclats d'une pièce crevée à son premier coup ; et les plaies étaient avec une perte de substance et une contusion assez considérables. Le chirurgien en chef Lombard, homme d'un vrai mérite, appliqua le premier appareil sur ces plaies contuses et déchirées, et tout se passa selon les règles de l'art.

» La nouvelle de cet accident s'étant répandue dans le pays, un meunier alsacien vint trouver M. l'intendant de la province, et lui persuada si bien qu'il savait rendre l'eau ordinaire infaillible pour la guérison de toutes sortes de blessures, que ce magistrat ordonna que les canonniers blessés fussent livrés immédiatement au meunier, pour être pansés exclusivement par lui. Le bon homme se mit à laver leurs plaies avec de l'eau de rivière, dans laquelle il jetait un peu d'une poudre blanche en marmottant quelques

mots inintelligibles, et faisant divers signes, tantôt
d'une main, tantôt de l'autre. Après avoir bien baigné
et lavé les plaies, il les couvrait avec du linge et de
la charpie, que les dames de la ville lui procuraient
en abondance, et qu'il trempait dans son eau, toujours en gesticulant, et prononçant à voix basse *les
paroles sacrées.*

» On ne découvrait les blessures qu'une fois par
jour ; mais, de trois heures en trois heures, on avait
soin de les arroser avec de l'eau du meunier, qu'il
appelait son *eau bénite.*

» Toutes ces plaies furent cicatrisées en six semaines, sans avoir causé de grandes douleurs, et sans
qu'on y eût appliqué autre chose que de l'eau, et
toujours médiocrement froide.

» On se doute bien que, faute d'avoir été soutenus
avec des éclisses et des palettes palmaires, les mains
et les doigts durent rester un peu difformes chez
quelques blessés ; mais la cure n'en fut pas moins
étonnante, et on reconnut facilement les procédés de
Saint-Just et de Doublet (guérisseurs de blessures au
moyen de l'eau, qu'ils disaient savoir charmer).

» La leçon que nous avait donnée le meunier,
avoue le savant Percy, ne fut pas perdue pour nous ;
et dans d'autres épreuves de pièces d'artillerie qui
furent faites plus tard, nous eûmes trente-quatre
blessés qui furent tous pansés avec de l'eau simple,
par Lombard, tantôt avec l'eau un peu tiède, tantôt
avec de la froide, selon l'état de leurs plaies. Les
parties blessées furent soutenues avec des attelles et
autres moyens mécaniques appropriés aux cas. Enfin,

le quarante-cinquième jour, malgré la gravité et la complication bien constatée de quelques-unes des blessures, toutes furent guéries.

» J'ai fait, aux armées, un grand usage de l'eau de source, de puits, de ruisseaux, de rivière. J'en mouillais la charpie et les compresses ; et dans bien des cas, ce pansement seul durait jusqu'à la guérison.

» Au commencement de la guerre, je craignais que les blessés, ne me voyant employer que l'eau pour les panser, ne murmurassent et ne conçussent des inquiétudes sur ma capacité ainsi que sur leur sort ; aussi, dans les premiers temps, je blanchissais légèrement l'eau avec quelques gouttes d'acétate de plomb, qui ne pouvaient lui faire subir aucune altération ; mais bientôt ne me gênant plus ; je me servis de l'eau toute pure, et la plupart de mes collaborateurs en firent autant. »

D'après les faits que je viens d'exposer et mille autres encore qu'il est inutile de signaler, il est incontestable que l'eau froide a été employée de tout temps en médecine ; mais, il n'est pas moins évident que la puissance de ce modificateur était mal connue avant Priessnitz, que l'hygiène et la thérapeutique n'en tiraient point un parti suffisant. Il faut donc rendre à la médecine ce qui est à la médecine et à Priessnitz ce qui est à Priessnitz ; or, c'est bien à ce dernier qu'il appartient d'avoir fait de l'eau froide la base d'une méthode de traitement applicable à un grand nombre d'états morbides, et d'avoir produit, avec cet agent, une révolution des plus heureuses dans l'hygiène publique. Cette généralisation systématique de l'em-

ploi de l'eau, jointe à la détermination du rôle important de la peau dans le maintien, l'altération ou le
rétablissement de la santé, forme le caractère distinc-
tif de l'hydrothérapie, et c'est par là qu'elle se sépare
de tout ce qu'on avait écrit et pratiqué jusqu'ici.

La méthode de Priessnitz est par conséquent une
découverte réelle; il est vrai qu'elle n'est point fille
du génie médical, qu'aucune académie ne lui a servi
de marraine, et que force lui a été de subir les préventions qui s'attachent à toute naissance illégitime;
mais aujourd'hui elle a expié son vice-originel, et ses
incontestables succès commandent son adoption dans
le monde savant.

Il faut avouer que l'origine de cette méthode est
une véritable anomalie dans l'histoire de la médecine,
comme l'a fort bien dit un de nos estimables collègues,
M. Roussel (*). Quoiqu'elle ne date que d'un petit
nombre d'années, le merveilleux entoure son berceau:
c'est, comme on l'a tant de fois répété, sur une haute
montagne, au milieu de sombres forêts, dans la con-
trée la plus sauvage de la Silésie, que l'hydrothérapie,
comme une autre Minerve, est sortie un beau jour
toute armée du cerveau, non pas d'un Jupiter, mais
d'un villageois illettré. Priessnitz, son créateur, que
l'orthodoxie médicale traite en hérétique, paysan dont
un empereur respecte les ordres, auquel les princes
et les grands de tous pays vont demander la santé,
Priessnitz, sans avoir jamais rien écrit, sans autre

(*) *Encyclographie médicale*, avril et mai 1843, où nous avons
puisé presque toute la partie historique de ce travail.

éloquence que celle de ses œuvres, est réellement parvenu à réformer les habitudes des cours, à modifier l'hygiène publique dans plusieurs royaumes. Sa pratique appliquée, en Allemagne, dans plus de quarante établissements spéciaux, admise dans les hôpitaux, adoptée par un grand nombre de médecins habiles, s'appuie maintenant sur une foule de guérisons remarquables; ce ne sont point les écrits de prétendus disciples de Priessnitz qui établissent ces faits, ils résultent des rapports successifs de MM. Gibert, Devergie, Scoutetten, Robert-Latour, etc.; ils ont été vérifiés, en deçà comme au-delà du Rhin, de manière à ne permettre aucun doute.

Non seulement Priessnitz n'a jamais rien écrit, mais il ne comprend pas que l'on puisse écrire sur ce que l'on appelle sa méthode, sur ce que l'on a décoré du nom grec, *d'hydrothérapie*, ou du nom plus barbare, *d'hydro-sudo-pathie*, noms également inintelligibles pour lui. « Je ne comprends pas, disait-il au docteur Wertheim, comment on peut écrire sur ce sujet; ce qui convient à l'un ne convient pas à l'autre, même dans des cas semblables en apparence; ce qui est utile aujourd'hui, demain sera nuisible. »

Ces mots nous donnent la preuve que l'hydrothérapie est sortie des mains de Priessnitz sans aucun caractère scientifique, qu'elle est pour lui une sorte de tactique instinctive dont il serait incapable de formuler lui-même les règles, et qui n'a de raison pour lui que ses incontestables succès. On comprend dès lors le sort qu'elle a eu au tribunal des académies. Les paroles que nous venons de citer expliquent aussi l'embarras extrême dans lequel se sont trouvés les médecins instruits qui, après avoir visité Grœfenberg, ont voulu formuler les lois du traitement hydrothérapique. Rencontrant dans le créateur de la méthode un homme quelquefois mal disposé à les entendre, presque toujours muet, ils ont été obligés de se diriger seuls dans la recherche des indications, et n'ont, en général, rapporté que des notions incomplètes.

Quoique les enthousiastes aient fait de cette méthode une penacée universelle, un examen attentif fait voir qu'elle n'est guère applicable et n'est généralement appliquée qu'aux affections chroniques. Le régime prescrit aux malades de Grœfenberg en est une preuve : abstinence complète du vin, des épices, et en général, des aliments stimulants et chauds. Eau froide pour unique boisson. Nourriture en grande partie froide; soupe grasse, bouilli, légumes, ragoût ou rôti de veau ou de volaille, fruits cuits, pommes de terre, laitage, beurre, etc. Permission de manger selon son appétit. Légère promenade à l'ombre après dîner; au moins deux heures d'exercice par jour en deux fois, et toujours en plein air. Tel est à peu près le régime prescrit à la plupart des malades de Grœfenberg.

Mais comment Priessnitz, simple paysan, a-t-il pu créer une nouvelle méthode de traitement, lui qui n'avait jamais fréquenté les écoles de médecine? Voici ce que nous savons de plus positif à cet égard :

Priessnitz, fils d'un aubergiste, habitait Grœfenberg, petit hameau de la Silésie autrichienne; il n'avait jamais quitté le toit paternel, et n'avait, par conséquent, reçu qu'une éducation fort superficielle, ce qui ne l'empêchait pas d'y exercer instinctivement l'art vétérinaire, à la manière des guérisseurs si connus dans les campagnes. Ayant eu dans une chute de cheval plusieurs côtes fracturées, les médecins du pays lui déclarèrent qu'une guérison radicale était impossible, et qu'il resterait infirme. Ne pouvant se résigner à un aussi triste sort, Priessnitz trouva des ressources dans son génie. Il raconte qu'il se cramponna sur un meuble solidement fixé, qu'il fit en même temps de grandes inspirations, et qu'il parvint de cette manière à rétablir ses côtes dans leur position normale. Puis, profitant pour lui-même de ses connaissances dans l'art vétérinaire, il fit usage de l'eau froide pour calmer la fièvre et prévenir les accidents consécutifs aux fractures; imitant ainsi ce qu'il avait vu faire pour les chevaux dont on traitait les entorses, les contusions et les tumeurs aux pieds en les bouchonnant avec de l'eau froide, il s'entoura le corps avec un linge mouillé, il but de l'eau en abondance, mangea peu, et observa un repos absolu. Après dix jours de ce traitement, Priessnitz put sortir; mais il ne put reprendre ses travaux qu'au bout d'un an.

Dans l'enthousiasme de sa guérison, Priessnitz se livra à des recherches suivies sur les effets de l'eau froide, sur le parti qu'on en pourrait tirer dans le traitement des maladies, et il fut amené, dit-on, par ses observations, à ne donner aux malades que de l'eau froide pour boisson et pour tisane. L'action du traitement était favorisée non seulement par l'exercice au grand air et au soleil dans des localités salubres, mais aussi par le régime dont nous avons déjà parlé. Ces divers procédés lui réussirent complètement. Il n'en fallut pas davantage pour engager ses compatriotes à se confier à ses soins lorsqu'ils se trouvaient dans des cas qui avaient quelquefois analogie avec son accident.

L'auberge de son père étant très-fréquentée, Priessnitz put donner ses soins à un grand nombre de voyageurs, qui, après leur guérison, portèrent au loin sa réputation.

Dès le principe, les médecins du pays, jaloux, dit-on, d'une renommée qui croissait si vite, l'appelèrent devant les tribunaux, l'accusant d'exercice illégal de la médecine. Les tribunaux le renvoyèrent de la plainte, parce qu'ils pensèrent que conseiller à un malade la sueur, l'eau froide et l'exercice, n'était point pratiquer la médecine. Depuis, l'hydrothérapie fit son chemin, et acquit bientôt de la célébrité. Ce fut la voix du professeur OErtel qui commença, dès 1835, la réputation de Priessnitz, qui jusque là n'avait point dépassé la Silésie. Vinrent ensuite les écrits de Brand, de Kreber, de Kurtz, de Dœring, de Harwisch, etc.; les gouvernements d'Autriche, de Bavière, de Saxe-Gotha, ont envoyé des médecins sur les lieux pour étudier le traitement. La plupart des rapports de ces médecins ont dû être favorables, puisque l'Autriche a mis Grœfenberg au nombre des bains privilégiés de l'empire, puisque le roi de Bavière et le duc de Saxe-Gotha ont aidé à la fondation d'établissements pareils, en donnant pour cette destination chacun une

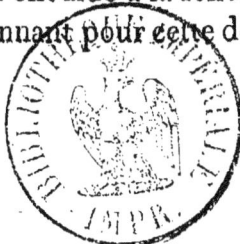

propriété lui appartenant en propre, et en mettant à leur tête des médecins spéciaux. En 1859, on comptait trois établissements de ce genre dans l'archiduché d'Autriche, cinq en Bohême, un en Styrie, cinq en Moravie, un au Tyrol, deux en Silésie, cinq en Prusse, quatre en Bavière. Enfin le Wurtemberg, le royaume de Saxe, les principautés de Saxe-Gotha et Saxe-Cobourg, possédèrent chacun un de ces établissements. Le rapport de M. Scoutetten montre que, depuis cette époque, l'hydrothérapie a reçu encore des développements nouveaux.

Mais nous avons hâte de passer le Rhin et d'arriver à des faits moins connus peut-être, quoique plus rapprochés de nous.

L'hydrothérapie occupait depuis long-temps les esprits en Allemagne, et n'était cependant connue en France que par des écrits de peu de valeur, lorsque (il y a cinq ans environ) deux jeunes médecins, le docteur Wertheim, de Munich, et M. Engel, de Vienne, vinrent essayer d'implanter parmi nous cette méthode qu'ils avaient étudiée à Græfenberg. Ils s'adressèrent au gouvernement pour obtenir la permission d'exercer la médecine dans le royaume, et de fonder à Paris un établissement hydrothérapique. Leur demande était accompagnée d'un mémoire offrant une esquisse du traitement qu'ils se proposaient d'employer. Le ministre renvoya la demande et le mémoire à l'Académie royale de médecine, qui nomma, à la fin de 1839, une commission pour examiner ce travail, auquel les auteurs joignirent, dès les premiers mois de 1840, deux mémoires imprimés. La commission prit tout le

temps nécessaire pour s'éclairer, et ce ne fut qu'à la
fin d'août suivant que M. Roche lut un rapport bril-
lant de style et plein de mordante ironie, dans lequel
il plaçait l'hydrothérapie au nombre des produits du
charlatanisme allemand. Pour conclusion, il proposait
de répondre au ministre que l'hydrothérapie, consi-
dérée comme méthode générale de traitement, était
dangereuse; qu'elle ne reposait sur aucun fait ayant
la moindre valeur scientifique; qu'elle s'appuyait sur
des théories fausses; qu'elle était en opposition avec
les lois les plus claires de la physiologie et de la pathologie; que l'Académie ne pouvait lui donner son ap-
probation; qu'elle protestait, au contraire, contre les
essais d'application générale qu'on voudrait en faire,
etc., etc. L'Académie adopta ces conclusions.

Un jugement si sévère produisit un certain scandale
au-delà du Rhin. Les nombreux défenseurs de l'hydrothérapie s'en émurent, et les Allemands ne furent pas
seuls à se charger de la réfutation du travail de M.
Roche. Un médecin français signala, dans un article
de la *Revue médicale* (octobre 1840), les contradic-
tions qui s'y rencontrent, et la Belgique fulmina un
véritable pamphlet contre M. Roche, contre l'Académie, contre la France entière.

Au demeurant, l'hydrothérapie ne s'en trouvait pas
moins expulsée du sanctuaire de la science, flétrie et
confondue avec ces importations que l'industrialisme
scientifique tire de l'Allemagne, *cette nébuleuse patrie
de toutes les mystifications phylosophiques et médicales*, au dire de M. Roche. Après ce coup, M. Engel
quitta la France, et nous avons appris qu'il avait de-

puis installé, sur les bords enchanteurs du lac de Côme, la méthode proscrite. M. Wertheim resta; il voulait prendre sa revanche sur le lieu même de sa défaite, et ne songeait plus qu'à donner à l'hydrothérapie cette autorité des faits qu'on lui contestait.

Cependant, malgré la défaveur de l'Académie, l'hydrothérapie s'établit dès 1841 aux Néothermes, sous la direction d'un médecin de la Faculté de Montpellier; mais, de l'aveu de ce dernier, les succès ne furent pas brillants, parce que, dit-il, on y manquait d'eau convenable, d'air pur et frais, et d'espace pour la promenade. En effet, peu de temps après, ce médecin alla fonder un établissement nouveau à Pont-à-Mousson. En même temps que ces essais se faisaient aux Néothermes, M. Baldou, également médecin de la Faculté de Montpellier, arrivait de l'Allemagne, où il avait été visiter un grand nombre d'établissements, et en particulier celui de Grœfenberg. Après avoir remis au ministre du commerce un rapport qui lui avait été demandé, le docteur Baldou forma, aux Prés-Saint-Gervais, un établissement conforme à ceux qu'il avait visités ; mais, l'espace ne pouvant suffire à tous les besoins, il se réfugia aux Thernes, et fit du château de l'Arcade un établissement hydrothérapique qui ne le cède en rien à celui de Grœfenberg.

Pendant ce temps, M. Wertheim arrivait au but de ses efforts : il obtenait de l'administration des hospices de Paris d'expérimenter la méthode à l'hôpital Saint-Louis, sous la direction des chefs de service de cet établissement; il avait aussi le bonheur de trouver dans MM. Duvergie et Gibert, deux hommes étrangers à toute répulsion systématique, et qui, dès le mois de juillet 1841, lui confièrent des malades à soigner. Quelques rhumatisants, des individus atteints d'affections chroniques et invétérées de la peau, telles que l'ichthyose et le psoriasis, sous différentes formes, furent soumis à l'emmaillottement, aux bains et aux douches d'eau froide; et pendant plus d'un an ce genre de traitement n'a pas cessé d'être en vigueur à Saint-Louis. Cet hôpital est certes loin d'offrir toutes les conditions nécessaires à un établissement hydrothérapique, et cependant les deux rapports de MM. Devergie et Gibert mettent hors de doute les effets avantageux de la méthode de Priessnitz, et l'absence de tout danger dans son application lorsqu'elle est dirigée avec soin. Dans ces deux rapports, l'hydrothérapie est présentée comme une ressource thérapeutique importante et nouvelle, et les deux médecins de Saint-Louis ont été d'accord pour demander à l'administration d'encourager les essais entrepris par M. Wertheim, d'étendre même les moyens déjà mis à cet effet à leur disposition.

C'est ainsi que, deux ans après la condamnation prononcée par l'Académie de médecine, deux membres éminents de cette compagnie sont arrivés à des conclusions entièrement opposées à celles que M. Roche avait formulées avec la rigueur d'un juge impitoyable. En outre, tandis que l'hydrothérapie s'efforçait à se réhabiliter, grâce à l'épreuve sûre mais lente des faits, de nouveaux récits, empreints, il est vrai, pour la plupart, de ce merveilleux dont s'entoure le charlatanisme, arrivaient chaque jour des pays d'outre

Rhin. Le public était saisi de la question : quelques cures, regardées comme étonnantes, avaient fait naître l'enthousiasme dans les hauts rangs de la société parisienne. Il y avait urgence d'entreprendre une vérification nouvelle : c'est alors que le ministre de la guerre, sollicité par quelques personnes influentes, et même, dit-on, par un membre de sa famille guéri par l'eau froide, se décida, vers la fin de 1842, à faire, de son propre mouvement, ce dont l'Académie de médecine aurait dû prendre l'initiative : il résolut d'envoyer en Allemagne un médecin consciencieux et éclairé pour examiner les résultats produits par la méthode de Priessnitz : M. Scoutetten, de Strasbourg, fut choisi pour remplir cette mission, et le rapport qu'il a présenté au ministre, il y a un an, malgré son insuffisance à quelques égards, vint accroître encore l'autorité des témoignages qui, de toutes parts, déposent en faveur de l'hydrothérapie, et en appellent pour elle du jugement prématuré de l'Académie de médecine. Voici les conclusions du rapport de M. Scoutetten :

1° L'hydrothérapie ne peut être présentée comme un remède universel; il y a des maladies où elle est inutile, et d'autres où elle peut être nuisible;

2° Cependant les guérisons nombreuses et durables opérées sur une foule d'hommes intelligents et impartiaux recommandent sérieusement ce moyen thérapeutique à l'attention publique;

3° L'hydrothérapie exerce sur l'hygiène publique en Allemagne une influence incontestable;

4° Il est désirable, dans l'intérêt de l'humanité et

du progrès des sciences médicales, que la démonstra-
tion des formes et des ressources de l'hydrothérapie
soit faite à Paris en présence de médecins habiles.

Ainsi l'ydrothérapie occupe désormais dans la
science une place qu'une expérimentation plus complète peut diminuer ou étendre, mais qu'aucun aréo-
page scientifique ne saurait lui enlever.

La tâche de la science est précisément celle-là,
c'est-à-dire de préciser les cas dans lesquels l'hydrothérapie est applicable, d'indiquer les conditions de
son emploi; enfin, comme dernier résultat, d'en formuler la théorie. Nous sommes contraint de recon-
naître que les efforts tentés jusqu'ici dans ce dernier
but n'ont pas été généralement heureux, et qu'ils n'ont
pas peu contribué, par leur insuffisance, aux tribula-
tions scientifiques de l'hydrothérapie. Nous aimons à
croire qu'aujourd'hui M. Roche et ses collègues éprou-
vent quelque regret en se rappelant leur sévérité;
mais nous reconnaissons aussi que cette sévérité pourrait trouver quelque excuse dans la plupart des
observations et dans une partie des considérations
théoriques renfermées dans le mémoire de M. Engel.

En somme, on peut partager en deux classes les
théories de l'hydrothérapie. Dans l'une, on explique
les phénomènes à l'aide d'un humorisme grossier et
matérialiste; dans l'autre, on invoque surtout les for-
ces vitales et l'action organique: les uns, au nombre
desquels nous comptons Priessnitz, ne parlent que de
matières peccantes, de sucs bons ou mauvais; les
autres voient surtout l'affaiblissement de l'activité des
organes.

2.

M. Robert-Latour, qui vient de fonder un établissement hydrothérapique à Auteuil, a essayé une tenta-
tive partielle d'explication théorique relativement au
bain de siége, moyen si utile des hydrothérapistes :
selon cet auteur, dans toutes les phlegmasies chroniques des viscères pelviens et abdominaux, il y a
toujours un surcroît de calorique qui dilate les liquides, distend les vaisseaux, et appelle ainsi une quantité trop considérable de sang. Mais l'action conden-
sative du froid fait rentrer dans ses limites naturelles
l'organe malade. M. Robert-Latour se demande ensuite
comment agit le bain de siége froid dans les maladies
des organes éloignés, dans les affections de la tête,
par exemple, et ici il faut avouer que ses raisonnements, basés sur les lois d'hydraulique animale de M.
Poiseuille, sont loin d'être satisfaisants.

S'il nous était permis d'émettre notre opinion sur
la manière dont l'eau froide agit sur l'économie, nous
dirions qu'elle peut produire des résultats opposés ;
suivant que son application à la surface du corps est
momentanée ou prolongée ; dans le premier cas, elle
agit comme révulsive, comme tonique par la réaction
qui succède à cette application ; dans le second, elle
agit comme antiphlogistique et comme calmant. En
effet, quand on applique de l'eau froide à la surface
du corps, la peau est péniblement impressionnée ; ses
pores, ainsi que les vaisseaux sous-cutanés, se res-
serrent et chassent vers l'intérieur les fluides qu'ils
renferment ; de sorte que ceux-ci se retirent vers les
organes les plus profonds, où la chaleur vitale, où la
vie se concentrent. Mais si le froid suspend son action,

aussitôt les liquides vivificateurs se reportent avec plus d'énergie vers les parties qu'ils avaient abandonnées ; aussi voit-on ces dernières rougir, se tuméfier et acquérir une température plus élevée que dans l'état normal. C'est bien là une action révulsive ; cette action révulsive, quand elle est souvent répétée, devient tonique. Mais si l'application de l'eau froide est prolongée, si elle est telle qu'elle enlève sans cesse à notre organisme des quantités de calorique plus grandes que celles qu'il peut produire, l'abaissement de température gagne de proche en proche les organes les mieux défendus contre ses atteintes et peut ainsi aller jusqu'à détruire successivement les fonctions et produire la mort. L'eau froide est donc un calmant, un puissant calmant, puisqu'elle peut calmer jusqu'à anéantir les qualités fonctionnelles de tous nos organes. C'est donc avec beaucoup de prudence qu'il faut se servir d'un moyen à la fois si héroïque et si dangereux.

Hâtons-nous d'en finir avec les explications théoriques auxquelles nous ne pouvons donner plus de développement à cause de la nature de ce travail, et arrivons à une partie bien plus intéressante pour le moment, je veux parler des procédés mis en usage par les médecins hydrothérapistes.

Les éléments ou agents dont se compose le traitement hydrothérapique sont :

1° La sueur ;

2° L'eau froide, administrée tant à l'intérieur qu'à l'extérieur ;

3° Le régime diététique ;

4° L'exercice.

1° DE LA SUEUR.

C'est à Priessnitz que nous devons d'avoir mis hors de toute contestation ce principe, que parmi les organes sécrétoires la peau est celui qu'on doit choisir de préférence; d'avoir appris à provoquer sûrement et abondamment la sueur sans surexciter les systèmes nerveux et vasculaires, sans produire aucun des graves inconvénients attachés aux autres moyens sudorifiques.

« La transpiration, a dit le docteur Wertheim, est la modification la plus essentielle du traitement hydrothérapique. » C'est aussi celle qui demande, de la part des malades, le plus de temps et de bonne volonté. Ceux-là seuls, ajoute le même auteur, en sont exempts, et n'ont qu'une affection locale, qui se trouvent dans la première période d'une affection inflammatoire, qui n'ont jamais offert de symptômes annonçant une dyscrasie quelconque. » Quoi qu'il en soit, voici la manière d'exciter la transpiration, telle qu'on l'emploie à Græfenberg et à l'hôpital Saint-Louis :

Le malade, dépouillé de toute espèce de vêtements, est mis dans une couverture de laine ; il y est roulé, les jambes étendues, les bras appliqués le long du corps ; les côtés de la couverture sont relevés et repliés sous le patient ; la partie qui dépasse les pieds est ramenée vers les genoux et repliée autour des jam-

bes. Cette enveloppe doit serrer le corps assez fortement pour empêcher que l'air ne pénètre, mais pas
assez pour que la respiration soit gênée. C'est un véritable maillot qui l'enferme hermétiquement et ne
laisse à découvert que la face et la tête, qui est en-
tourée d'une serviette. Ainsi emmailloté, le malade
est placé sur un lit de sangle garni d'un matelas, dans
une chambre dont la température est peu élevée; il
est en outre entouré, chargé d'autres couvertures, de
manière à concentrer parfaitement sa propre chaleur
et à empêcher l'évaporation de la transpiration insen-
sible, en soustrayant ainsi la peau au contact sans
cesse renouvelé de l'air. La température du corps du
malade, placé dans ces conditions, ne tarde point à
s'élever légèrement, sans qu'il y ait une grande accé-
lération du pouls. Si la face se colore, on tient le front
sans cesse couvert de compresses trempées dans l'eau
froide.

Dès que la sueur commence à ruisseler, on ouvre
la fenêtre, et l'on fait boire tous les quarts d'heure de
l'eau froide, avec la précaution de n'en donner les
premières fois, à chaque prise, qu'un quart de verre;
on arrive, au fur et à mesure que l'estomac s'y habi-
tue, à administrer l'eau froide par grandes verrées
chaque fois. C'est alors que l'on voit la sueur percer
le lit et couler même sur le plancher, où on peut
quelquefois en recueillir plusieurs litres dans des
vases disposés pour la recevoir. Cette sueur acquiert,
suivant Priessnitz et ses disciples, des caractères par-
ticuliers; elle entraîne avec elle, dit-il, les principes
délétères qui étaient mêlés aux humeurs du malade

et entretenaient le mal dont il souffrait. A Græfenberg, Priessnitz ne fait transpirer que peu de temps
à la fois un malade faible. Il préfère répéter le moyen
deux fois par jour, et, s'il observe que la transpiration débilite, il la suspend pour le moment ; presque
jamais il ne la prolonge au delà de quatre ou cinq
heures. Lorsqu'on juge que le malade a assez trans-
piré, il est tiré rapidement de son maillot et aspergé
ou immergé, comme nous le verrons tout-à-l'heure.

Quelques malades trop irritables ne peuvent supporter le contact immédiat de la laine. le malaise,
l'irritation trop forte qui en résulte pour eux empê-
chent complétement la sueur et les mettent dans un
état d'exaltation dangereux : dans ce cas, le malade
est enveloppé dans un drap mouillé et bien exprimé ;
la température de l'eau varie selon les circonstances ;
on n'arrive que progressivement à entourer le malade d'un drap mouillé tout à fait froid. Mais, il faut
le dire, quelque élevée que soit la température de
l'eau qui sert à mouiller le drap, celui-ci perd presque toute sa chaleur pendant qu'on le tord et qu'on
l'étend. Le maillot mouillé est entouré d'un second
maillot formé d'une couverture de laine, et le malade
est couvert comme nous l'avons dit précédemment.
Une fois la transpiration établie, on le fait boire
comme il a été dit plus haut, et, à la fin, on le traite
de même qu'à la sortie du maillot de laine.

On a beaucoup de peine à comprendre, sans doute,
comment les médecins hydrothérapistes osent conseiller de faire boire de l'eau froide à une personne
couverte de sueur, et surtout établir un courant d'air

dans la pièce où elle est couchée. Ce procédé paraît
en désaccord avec les lois de l'hygiène et en opposition avec les opinions généralement répandues dans
le public; en sorte qu'au premier abord on serait
porté à combattre une pareille opinion, et disposé à
blâmer une telle imprudence. Mais que l'on se ras-
sure, cette manière d'agir n'a rien que de très-in-
nocent, et nous tâcherons de démontrer tout-à-
l'heure que, non-seulement l'air frais introduit dans
les poumons et l'eau froide ingérée dans l'estomac ne
peuvent avoir d'inconvénients sérieux, mais encore
qu'ils sont indispensables pour accélérer la transpiration et pour produire le résultat satisfaisant que
procure ce mode de traitement.

Ces sueurs quotidiennement excitées déterminent
des mouvements critiques d'une autre nature : la
peau devient le siége d'éruptions variées, de suda-
mina, de pustules, de petits furoncles, émonctoires
nombreux dont la nature se sert pour se débarrasser
des levains morbides ; révulsion immence, qui amène
à la peau les principes d'irritation qui s'étaient fixés
sur les organes intérieurs.

2° DE L'EAU FROIDE.

L'eau est de tous les agents dont se compose la thérapeutique de Priessnitz celui dont l'application est la plus variée. Elle peut être employée à l'intérieur ou à l'extérieur. Dans le premier cas, c'est en boissons ou en lavements; dans le second, c'est en bains généraux et locaux, lotions, aspersions, douches.

L'eau froide agit, tantôt par une action mécanique, par exemple, les douches; tantôt par le froid dont elle est le véhicule, bains, lotions, etc., et toujours par l'absorption et son passage dans toute l'économie.

Lorsqu'elle agit par le moyen du froid, elle a sur l'organisme des effets bien différents, qu'il ne faut jamais confondre, surtout dans le traitement hydrothérapique, qui les met souvent en usage.

Le premier effet, *effet primitif*, est d'arrêter la circulation du sang dans la partie sur laquelle il est appliqué, soit en contractant les vaisseaux capillaires, soit en arrêtant l'influx nerveux. Dans ce cas les fluides, repoussés par l'action du froid, sont forcés d'abandonner les organes soumis à son contact, et vont se réfugier dans les organes éloignés, qui leur permettent un accès d'autant plus facile que leur température est plus élevée, et que, par conséquent, leurs vaisseaux sont plus dilatés.

Le second effet, *effet consécutif*, qui a lieu seulement après que l'effet primitif a cessé, et qu'on

appelle *réaction*, consiste dans l'abord d'une quantité de sang plus considérable que celle qui s'y trouvait avant l'application du froid. De même qu'un
ressort revient à sa position primitive et dépasse même
pendant quelques instants son point de départ lorsque la force qui le tendait vient à cesser, de même
les fluides d'un organe, chassés par l'action réfrigé-
rante de l'eau, s'y précipitent en abondance dès que
cette action est détruite. L'intensité du second effet
est en raison directe de l'intensité du premier; mais
il existe un point où, celui-ci étant parvenu, l'effet
consécutif n'a plus lieu.

Un exemple fera fort bien comprendre ceci :

Lorsque nos mains sont en contact avec la neige ,
elles se décolorent et se raidissent ; mais aussitôt
qu'on les soustrait à cette action du froid, elles de-
viennent d'un rouge écarlate, une chaleur très-vive
s'y fait sentir, la turgescence sanguine y est évidente.
Si le contact de la neige est trop prolongé, les mains
se gèlent, et toute réaction est impossible.

Nous ne nous arrêterons pas davantage sur ce sujet,
dont nous avons déjà parlé suffisamment ailleurs.
Nous avons fait voir que l'eau, appliquée momen-
tanément à la surface du corps, agit comme révulsive, comme tonique, par la réaction qui succède à
cette application ; tandis que son application prolongée lui donne des propriétés antiphlogistiques
et calmantes, et peut même produire la mort des
parties qu'elle atteint, si on la continue trop long-
temps.

Maintenant que nous avons des connaissances suffisantes sur l'action de l'eau froide, et, en général, des agents froids, nous pouvons donner les explications que nous avons promises à propos des moyens employés par les hydrothérapistes pour faciliter et accélérer la transpiration. Habituellement, quand on veut faire transpirer un malade, on commence par l'envelopper de couvertures, on lui donne des boissons chaudes, et on élève convenablement la température de sa chambre; le plus souvent on lui enveloppe aussi la tête et toute la figure, de manière à ne laisser découverts que la bouche et les yeux. Au bout d'un temps plus ou moins long, il commence à transpirer, éprouve un état de malaise inexprimable, de la fatigue, de la soif, des maux de tête, etc. ; cependant on n'en continue pas moins l'usage des boissons chaudes, on laisse la température de la chambre au même point, et on se garde bien d'y laisser pénétrer de l'air frais. Qu'arrive-t-il alors ? Le patient ne peut plus endurer sa position ; il demande avec instance des boissons froides, qu'il ne peut obtenir ; sentant un poids qui l'oppresse, il veut respirer un air frais et se débarrasser de ses couvertures. Le plus souvent on parvient à lui faire endurer sa position, en lui représentant qu'il y va de son salut, qu'il ne peut recouvrer la santé qu'en facilitant la transpiration qui l'accable, et qu'il serait dangereux de la supprimer ; mais il arrive quelquefois que, rebelle à tous les raisonnements, il jette les couvertures en bas de son lit, et proclame qu'il ne peut endurer un pareil supplice. J'ai eu occasion de voir ce résultat sur un grand nombre de malades

et sur moi-même, alors que j'étais atteint de fièvre
de mauvais caractère : ma mère, inquiète sur mon
sort, ne quittait pas un seul instant le chevet de mon
lit ; elle employait toute sa logique et son talent
pour me prouver que, malgré mes souffrances, il
fallait exécuter les conseils d'un de mes honorables
collègues, et tout employer pour faciliter les sueurs :
aussi j'étais enveloppé de couvertures chaudes ; des
mouchoirs chauffés et constamment renouvelés m'en-
veloppaient la tête ; la chambre était aussi chauffée
à 20 degrés centigrades ; à chaque instant on m'of-
frait un demi-verre de tisane dont la température
était assez élevée pour me brûler la langue ; et quand
je demandais avec instance de l'eau froide et de l'air
frais, protestant de leur innocence, ma mère versait
d'abondantes larmes, et se retirait en disant aux personnes qui l'entouraient : *Mon Dieu ! il a le délire !*
La sueur comme on l'excite habituellement, est donc
une chose bien fatigante pour le malade ; et celui
qui, sans faire courir le moindre danger, aurait trouvé
le moyen de la rendre plus supportable, aurait certainement mérité la reconnaissance de l'humanité.
Rendons donc hommage à Priessnitz, car c'est lui
qui nous a appris à provoquer sûrement et abondamment la sueur sans surexciter le système nerveux et vasculaire ; c'est lui qui le premier a eu la
hardiesse d'établir un courant d'air frais près des
malades en sueur, et de leur donner de l'eau froide
pour calmer l'état de malaise dans lequel ils se trouvent alors ; et l'expérience lui a fait voir ce que le
raisonnement aurait dû nous démontrer, à savoir,

que ces moyens, loin de retarder la transpiration, ne font que la rendre plus abondante et plus supportable. En effet, d'après ce que nous avons dit relativement à l'action du froid, on peut admettre que l'eau froide, mise en contact avec les voies digestives, répercute les fluides environnants, qui vont se réfugier dans les organes éloignés qui leur donnent le plus d'accès; et, comme on a eu soin d'élever la température du corps en condensant son propre calorique, et de dilater primitivement les pores de la peau, il s'ensuit que les liquides y arrivent en abondance, et qu'ils suintent à la surface comme à travers un crible. Sans doute, si l'on venait à cesser brusquement l'emploi de l'eau froide, il se formerait une réaction à l'intérieur qui pourrait devenir funeste; mais, comme on l'administre d'une manière continue, il en résulte que son action est calmante, et ne produit que des effets primitifs qui ne peuvent aucunement nuire à ces organes. Ce que nous venons de dire de l'eau froide, nous pouvons le dire pour l'air frais, sans craindre de nous écarter de la vérité.

On ne manquera pas de nous objecter que tous les jours il arrive des accidents chez des personnes qui ont l'imprudence de faire usage de boissons glacées lorsqu'elles sont en sueur, et chez d'autres qui, étant dans les mêmes conditions, s'exposent à un courant d'air. Cette objection qui, au premier abord, paraît plausible, n'a cependant aucune valeur, si ce n'est en faveur de notre opinion. En effet, l'individu qui, couvert de sueurs, s'expose à un courant d'air, contracte une inflammation des poumons ou de tout autre organe, non parce qu'il respire de l'air froid, mais parce que tout son corps est en contact avec des couches d'air qui lui enlèvent de son calorique, et qui finissent par chasser les liquides vers les organes intérieurs par le mécanisme dont nous avons déjà parlé. La preuve qu'il en est ainsi, c'est que, si le contact de l'air froid n'est que momentané, la réaction s'opère, et il ne s'ensuit aucun accident; mais, si ce contact est prolongé, les fluides accumulés dans les organes intérieurs produisent des inflammations, des désordres de toute nature, et nous avons vu qu'il ne peut en être autrement. J'en dirai tout autant de la personne qui prend des boissons froides lorsqu'elle est en sueur; car, si elle prenait ces boissons en petite quantité et d'une manière continue, les fluides des voies digestives et des parties voisines seraient poussés vers les organes éloignés, et il ne pourrait y avoir de réaction dangereuse ; mais comme elles ont l'imprudence d'en boire une grande quantité et d'une manière continue, les effets consécutifs ne tardent pas à se manifester, et avec eux une série de symptômes plus ou moins alarmants.

Enfin il faut citer une troisième objection, qu'on ne manquera pas de nous faire tout à l'heure quand nous parlerons du bain froid que l'on fait prendre impunément à un malade couvert de sueur; on aura de la peine à comprendre comment des médecins de bonne foi osent conseiller un pareil procédé, quand tous les jours nous observons des accidents produits par le contact de l'eau froide avec le corps couvert

de sueur. Eh bien! nous ne pouvons trop le répéter, le bain froid à la suite de la transpiration ne
peut occasionner de troubles vers les principaux organes quand son action n'est que momentanée, et
que la réaction est provoquée par une série de
moyens combinés méthodiquement. Sans doute, si
le bain froid était trop prolongé, l'effet curatif n'aurait plus lieu, et les accidents les plus graves ne tar-
deraient pas à se développer.

Ces faits ne sont donc pas contre l'hydrothérapie ;
ils sont au contraire des exemples à l'appui des explications que nous avons données ; et, si l'on conser-
vait encore quelque doute en faveur de cette méthode, nous dirions que douze cents bains, pris impunément tous les jours à Græfenberg par des malades
en sueur, témoignent suffisamment de son innocence.

Bains généraux. — Le bain froid, qui succède
en général à l'emmaillotement, se prend à Græfenberg dans de vastes cuves, où passe continuelle-
ment un courant d'eau fraîche, dont la température
est de 6 à 12 degrés, suivant la saison. Le malade,
débarrassé de sa couverture, saute dans la cuve,
où il s'agite le plus vivement possible. Il doit nager,
ou du moins se donner beaucoup de mouvement
pendant tout le temps du bain, dont la durée varie
entre deux et huit minutes.

Le malade au sortir du bain, est bien essuyé et
bien frotté, il s'habille rapidement, et va se prome-
ner au grand air. Une réaction s'opère vers la peau,
une douce chaleur s'y manifeste. Dans sa prome-

nade, le malade éprouve une satisfaction, et se sent
une agilité et une force qu'il n'avait pas auparavant.
Une heure après, il rentre et se met à table, très-
dispos.

Tous les malades redoutent le bain froid la première fois qu'ils en usent ; mais, deux ou trois jours
après qu'ils en ont éprouvé les effets, il leur tarde que
la durée de la sueur soit terminée pour aller se jeter
à l'eau. Ils s'y plaisent tellement, que le médecin
est obligé d'en surveiller la durée, pour qu'ils n'y
restent que le temps prescrit.

On ne doit jamais prolonger le bain froid assez
longtemps pour y être saisi d'un frisson, qui serait
toujours le début d'un véritable accès de fièvre, car
la réaction se ferait difficilement. C'est pourquoi les
malades faibles ne font qu'y plonger et en sortent
de suite. Ceux qui sont encore plus débiles n'y sont
pas soumis ; on leur fait seulement une aspersion
d'eau froide, ou même de simples frictions avec la
main mouillée.

Les *demi-bains* se prennent dans des baignoires
d'une assez grande capacité, qui ne contiennent que
16 centimètres d'eau. Priessnitz s'en sert comme d'un
moyen révulsif.

Quand on veut employer les demi-bains à titre de
moyen excitant, on couvre toute la partie supérieure
du corps, et l'on ferme hermétiquement la bai-
gnoire, de sorte que la tête seule soit à découvert.
On a vu Priessnitz ordonner jusqu'à cinq heures de
séjour dans ce bain, et répéter plusieurs jours de
suite cette pratique, dans le dessein de provoquer

l'irritation et de faire naître la fièvre. Enfin cette pratique est souvent suivie de la formation d'abcès volumineux dans le tissu cellulaire sous-cutané, qui coïncident avec le rétablissement de la santé. Cependant, il faut le dire, les demi-bains, administrés de cette façon et dans ce but, offrent quelques dangers, que n'ont jamais ceux de courte durée.

Le *bain de siége* est d'un emploi plus général ; c'est pour les hydrothérapistes un véritable objet de prédilection. C'est surtout contre les phlegmasies chroniques des viscères pelviens et abdominaux que ces bains paraissent le plus efficacement employés ; ils sont très-efficaces pour combattre la faiblesse des organes génitaux et urinaires. On les emploie aussi pour prévenir les congestions sanguines qui se font vers la tête.

Le bain de siége a pour effet primitif de faire refluer le sang vers les parties supérieures, et surtout vers la tête ; dans le cas où il existe déjà une disposition aux congestions vers cet organe, il faut alors la couvrir d'un linge mouillé. Cette lotion, bien que ne pouvant calmer entièrement l'effet primitif du bain, le modère cependant assez pour ne pas avoir d'accidents immédiats ; son effet secondaire étant presque nul, ne peut détruire l'effet consécutif du bain.

Les *pédiluves froids* sont aussi employés comme révulsifs ; Priessnitz les substitue aux bains chauds ordonnés par les médecins, et les regarde comme le plus sûr moyen de faire cesser la sensibilité des pieds au froid.

Il emploie encore les bains partiels sous un grand nombre de formes :

1° *Bains de tête*, contre la surdité, la perte de l'odorat, du goût, etc., et qu'il fait souvent marcher de concert avec le régime, l'enmaillottement et le bain général ;

2° *Bains d'yeux*, qui se prennent dans un plat ou dans un verre, où l'on plonge l'œil à demi ouvert;

3° *Bains de bras, de jambes et de mains ;* tous ces bains sont destinés à combattre des affections locales ; c'est la partie souffrante qui est mise en contact avec l'eau froide.

Lotions. — Elles sont de deux sortes: les unes, dites *rafraîchissantes*, consistent simplement dans l'application de compresses imbibées d'eau froide, qu'on renouvelle dès qu'elles s'échauffent. Elles sont usitées dans les phlegmasies et dans les lésions traumatiques.

Les autres, qui portent le nom de *lotions*, ou plutôt de *fomentations stimulantes*, jouent un rôle important en hydrothérapie ; elles consistent en des compresses mouillées et fortement exprimées, qu'on applique aussi exactement que possible, et par-dessus lesquelles on étend un linge sec et bien serré. On ne les change que lorsqu'elles sont sèches. Elles exercent sur la peau une stimulation si puissante, que souvent elles donnent lieu à des éruptions, et qu'on a comparé leur action à celle d'un vésicatoire. Dans les affections du tube digestif, on en couvre tout le ventre. Priéssnitz fait porter à tous ses malades une *ceinture stimulante*, afin de faciliter leur digestion.

3.

Douches. — Elles sont employées dans la plupart des maladies chroniques, concurremment avec les deux premiers moyens que nous avons indiqués. Il y en a de deux sortes:

La douche ordinaire, descendante, latérale et descendante;

La douche à ondes, ou *wellenbad;*

La douche en pluie, dite encore bain de poussière, ou *stanbad.*

La première, la grande douche, n'est jamais dirigée, et avec juste raison, sur le sommet de la tête. Elle est appliquée sur les autres parties du corps, qui doivent la recevoir d'une manière plus ou moins oblique.

Dans la douche à onde, ou *wellenbad*, le liquide tombe de deux pieds de haut, en nappe, dans une grande cuve où il y a six pouces d'eau, et dans laquelle est allongé le malade. Celui-ci expose à la chute d'eau les parties qui sont le siége d'engorgements douloureux, tels qu'entorses, tuméfactions des articulations, etc., et dont la sensibilité exaltée ne pourrait supporter l'action trop excitante du jet d'eau de la haute douche.

Dans le *stanbad*, ou bain de poussière, l'eau tombe en pluie d'une pomme d'arrosoir qui surmonte une ellipse ou serpentin d'où s'échappent également des milliers de petits jets qui arrosent à la fois toutes les parties du corps.

A Grœfenberg, la douche est située dans la forêt, à plus de deux kilomètres de l'établissement; sa hauteur varie de trois à sept mètres. Au moment où l'on arrive sous la douche, on se mouille tout le corps en la recevant sur les mains, placées au-dessus de la tête, les doigts entrecroisés, puis on y expose la nuque, et successivement toutes les parties, excepté la tête et l'estomac, les deux seules régions qui ne doivent jamais être soumises à l'action directe de la douche : en même temps, on frictionne fortement toutes ces parties. Quand tout le corps a été successivement douché, on ne dirige plus la chute d'eau que sur les parties malades. La durée de la douche ne peut généralement pas dépasser un quart-d'heure, et, pour en arriver là, il faut, après avoir commencé par une douche de quelques minutes, en augmenter progressivement le temps chaque jour.

Telles sont les modifications que présente l'application de l'eau froide à l'extérieur. Mais ce liquide, employé en *boissons* et en *injections*, joue encore un rôle important dans le traitement hydrothérapique. C'est ainsi que le bain est immédiatement suivi de la promenade au grand air, pendant laquelle les malades boivent une quantité variable d'eau, qu'ils puisent à la source même ; ordinairement cette quantité varie entre dix et trente verres par jour.

L'eau est encore injectée dans les autres cavités de l'organisme. Les *lavements froids* sont surtout employés contre la constipation ; les *gargarismes d'eau froide* dans les angines. Dans le coryza et l'ozène, l'eau froide est aspirée, injectée dans les narines, et des seringues spéciales servent à l'injection dans les oreilles et dans les parties génitales.

3° DU RÉGIME DIÉTÉTIQUE.

La règle diététique est assez large, puisqu'elle consiste à manger autant que l'appétit le demande.

C'est là ce que veut dire Priessnitz, lorsqu'il répond à ses malades qui l'interrogent là-dessus : « *Mangez, mangez; plus vous mangerez, plus vous aurez de force pour guérir.* » Il faudrait qu'il fût dépourvu de bon sens, si ces paroles signifiaient qu'il faut manger plus que les besoins le demandent. Pourquoi y aurait-il chez lui une table de diète ? Quoi qu'il en soit, dit le docteur Baldou, beaucoup de malades, non-seulement à Grœfenberg, mais aussi dans la plupart des autres établissements, s'imaginent que plus ils mangeront plus vite ils guériront; de là est née cette manie de manger énormément, manie qui est généralement répandue parmi les baigneurs, et qui n'est certainement pas, pour beaucoup d'entre eux, sans de grands inconvénients.

Les repas sont ainsi divisés dans la journée : A huit heures, déjeuner, ainsi composé : pain noir, beurre frais, lait; dîner, à une heure : soupe, bouilli, légumes, ragoût ou rôti de veau ou de volaille, un plat farineux; souper, à sept heures : même composition que le déjeuner; quelquefois, en sus, des fruits cuits ou des pommes de terre en robe de chambre. Les fruits sont permis. La cuisine de Grœfenberg est détestable.

4° DE L'EXERCICE.

L'exercice est encore une condition essentielle du traitement; aussi celui-ci est-il plus long pour les personnes qui ne savent pas marcher.

L'exercice doit suivre immédiatement tout emploi de l'eau froide à l'extérieur, afin d'aider à la réaction et d'empêcher tout refroidissement.

Dès qu'il s'est couvert de ses vêtements, le malade va faire une promenade à pied, d'une demi-heure au moins, au grand air, et d'un pas d'autant plus accéléré, que la température de l'atmosphère est plus basse. Si le temps est mauvais, il fait sa promenade dans une galerie couverte, mais toujours bien aérée et non chauffée, et, à défaut de cette galerie, dans de grands appartements qui offrent ces mêmes conditions. Lorsque le malade se sent bien réchauffé, il vient se mettre à table pour faire son premier repas.

A Grœfenberg, les malades sont logés, les uns dans une grande maison appartenant à Priessnitz, les autres dans les maisons des paysans, où il s'en faut de beaucoup qu'on puisse se procurer le confortable de la vie. D'autres malades sont logés dans une petite ville, nommée Freywaldau, qui est en bas de la montagne sur laquelle Grœfenberg est situé. Les paysans donnent eux-mêmes leurs soins aux malades logés chez eux, mais ne les nourrissent pas. Priessnitz a fait construire dans sa maison une vaste salle pouvant contenir cinq cents couverts; c'est là que prennent leurs repas les malades qui logent chez lui et ceux qui habitent les maisons environnantes ; ceux qui logent à Freywaldau, étant trop éloignés pour se rendre à Grœfenberg, prennent leurs repas chez eux, ou bien au restaurant. Priessnitz se lève à quatre heures, et commence la visite de ses malades. Après avoir visité ceux qui logent chez lui, il va chez ceux qui sont logés aux environs, puis il monte à cheval, et descend à Freywaldau. A midi il se trouve à dîner, occupant le haut bout de l'une des tables, qui tiennent toute la longueur de la salle. Après le dîner, il donne une heure de consultation, et recommence ses visites jusqu'au soir.

Avant de terminer, disons un mot de la marche suivie à Grœfenberg pour l'application de divers procédés, dont l'ensemble constitue la méthode que nous venons d'étudier, et prenons pour exemple un individu robuste, affecté de rhumatisme chronique : 1° à quatre heures du matin, le traitement commence par l'emmaillottement ; 2° l'emmaillottement est immédiatement suivi du bain froid ; 3° après le bain (sept heures) vient une promenade d'une heure, pendant laquelle le malade boit six ou huit verres d'eau fraîche ; 4° à huit heures, déjeuner, composé ainsi que nous l'avons dit tout-à-l'heure ; 5° après déjeuner, nouvelle promenade d'une heure ; 6° après la promenade (onze heures), le malade se déshabille pour faire une ablution froide. On l'enveloppe d'un drap mouillé, et un domestique frotte la partie postérieure du corps, tandis qu'il frotte lui-même la partie antérieure. Cette opération dure de cinq à dix minutes ; on frotte ensuite le corps avec un drap sec ; 7° le malade fait en-

suite de l'exercice dans sa chambre jusqu'à une heure
après midi, moment du dîner; 8° le dîner dure une
heure; il n'y a que l'eau froide pour toute boisson;
9° après le dîner, nouvelle promenade; 10° à trois ou
quatre heures, le malade se rend à la douche, qu'il
ne faut jamais recevoir que lorsque la digestion est
bien terminée; 11° après la douche, il met sa ceinture abdominale, et est libre jusqu'à sept heures et
demie, heure du souper. On comprend, du reste, qu'il
appartient au discernement de celui qui dirige le traitement de le modifier sans cesse selon les indications
qu'il veut remplir.

Maintenant, il nous resterait à examiner les maladies
pour lesquelles cette méthode de traitement doit être
employée; mais cette tâche nous entraînerait trop
loin, puisqu'il faudrait passer en revue le cadre noso-
logique tout entier; nous dirons seulement que l'hydrothérapie a été conseillée dans presque toutes les
maladies. Pour notre compte, elle nous paraît fort utile
dans une foule de maladies chroniques, dans les maladies invétérées de la peau, dans la goutte, le rhumatisme chronique, etc. Mais, dans les cas où la thérapeutique nous offre des moyens sûrs pour combattre
des maladies graves, il nous paraîtrait imprudent
d'abandonner les moyens ordinaires pour se livrer à
un nouveau mode de traitement, dont le résultat
pourrait être plus douteux. Ainsi, malgré les efforts
des hydrothérapistes, nous préférerons long-temps
encore les saignées générales ou locales au drap
mouillé, dans le traitement des inflammations; le sul-
fate de quinine à l'immersion dans l'eau froide au

moment de l'invasion de l'accès, pour suspendre le cours de la fièvre intermittente ; les préparations ferrugineuses, dans le traitement de la chlorose ; les préparations mercurielles et l'iodure de potassium, pour les maladies vénériennes ; les saignées coup sur coup et le nitrate de potasse à haute dose, dans le traitement du rhumatisme articulaire ; la saignée et l'émétique à dose contro-stimulante, dans les cas de pneumonie, etc., etc. Nous devons dire, avant de terminer, que nous avons eu occasion de voir plusieurs malades atteints de névralgies, qui avaient résisté depuis plusieurs années aux traitements les mieux dirigés, guérir comme par enchantement, au bout de quelques mois, souvent même de quelques semaines, par l'usage de l'hydrothérapie.

Nous n'ajouterons point un chapitre spécial pour traiter de l'emploi de l'eau froide dans les affections chirurgicales : c'est que vraiment c'est chose si ancienne et si vulgaire, qu'après nous être demandé si nous devions y consacrer quelques lignes, nous avons préféré renvoyer aux traités de chirurgie, dans lesquels on trouvera exposé assez clairement tout ce qui a rapport à cette question.

OUVRAGES ET PUBLICATIONS

Du docteur Trifet.

1° **Du Café,** de ses effets sur l'homme et sur les organes génitaux : stérilité, impuissance, etc ; Paris, 1846, in 8°. (Se vend chez Garnier, au Palais-Royal, 1 fr.)

2° **Traité pratique des Maladies blennorrhagiques;** Paris, 1846, in-12.

3° **De la Fistule vésico-vaginale** (Considérations sur les Fistules vésico-utérines et urétéro-utérines); Paris, 1845, in-4°.

4° **De l'Hydrothérapie** (Revue Médicale); Paris, 1844, in-8°.

5° **Fissure à l'Anus** (Gazette des Hôpitaux); Paris, 1844.

6° **Luxations de l'Epaule** (Gazette des Hôpitaux); Paris, 1844.

7° **Amaurose** (Gazette des Hôpitaux); Paris, 1844.

8° **Apoplexie Cérébrale** (Gazette des Hôpitaux); Paris, 1844.

9° **Plaies de Tête** (Gazette des Hôpitaux), Paris, 1844.

10° **Muguet chez les Vieillards** (Gazette des Hôpitaux); Paris, 1843.

11° **De l'Infibulation** (Archives de Médecine); Paris, 1845, in-8°.

12° **Cancer de la Verge** (Gazette des Hôpitaux); Paris, 1841.

13° **Observations diverses,** insérées dans les Annales de Thérapeutique et de Toxicologie; Paris 1844.

Imp. de C. VIROUX à Avesnes.